Docteur O'FOLLOWELL

Ancien interne en médecine et en chirurgie

Mention honorable de la Faculté de Médecine de Paris

Officier de l'Instruction Publique

Médaille d'or de la Mutualité

Zomothérapie

et

Viande crue

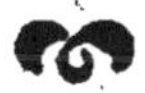

PRÉFACE DE

Monsieur le Docteur MONIN,

Chevalier de la Légion d'Honneur

PRIX : 0 fr 75

En vente chez l'Auteur

3, Rue du Mont-Thabor

IMPRIMERIE
WARIS-DEBRET
AVIZE
1910

Docteur O'FOLLOWELL

Ancien interne en médecine et en chirurgie

Mention honorable de la Faculté de Médecine de Paris

Officier de l'Instruction Publique

Médaille d'or de la Mutualité

Zomothérapie

et

Viande crue

PRÉFACE DE

Monsieur le Docteur MONIN,

Chevalier de la Légion d'Honneur

IMPRIMERIE

WARIS-DEBRET

AVIZE

1910

ZOMOTHÉRAPIE

et

VIANDE CRUE

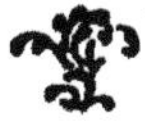

DU MÊME AUTEUR

Hygiène et Physiologie du cycliste, *in Journal La Bicyclette*, 1894, 1895, 1896, 1897.

L'anesthésie locale par le Gaïacol et par le Gaïacyl (mention honorable de la Faculté de médecine de Paris) in-8°, Ollier Henry, Paris 1897.

Le gaïacol, *Communication au 3e Congrès dentaire national*, in-8° Majesté (Châteauroux)

Les aliments d'épargne : alcool, café, kola, maté, etc., in-12 Jouve (Paris).

L'antisepsie, les plaies, les pansements antiseptiques, in-12 Jouve (Paris).

Le transport rapide des blessés (*avec 11 figures*) in-12 Jouve (Paris).

Sur le traitement de deux cas de névralgies faciales, tic douloureux de la face, *in thèse Gaumerais*, in-8°, Jouve (Paris).

Secours médicaux aux marins pêcheurs (en collab. avec H. Gondal). Diplôme d'honneur au Congrès de Sauvetage 1889. In-8° Ollier Henry (Paris).

Hygiène des magasins et ateliers (modes, couture, nouveautés), en collab. avec H. Gondal, in-8° Daix (Clermont).

Cours de massage, in-12 F. Laur (Paris).

Du Pansement immédiat. *Communication à la Société française d'Hygiène*, 8 juin 1900.

Bicyclette et organes génitaux avec 3 fig. Préface de M. le Dr Lucas-Championnière, membre de l'Académie de Médecine, in-12 Baillière (Paris).

Alcoolisme et grands magasins. *Communication à la Société Française d'Hygiène*, 11 Décembre 1900.

Alimentation et sport, in-12 P. Dupont (Paris 1900).

Hygiène des Employés de Commerce et d'administration, in-12 A. Munier (Paris 1901)

De l'Emploi de la farine de céréales dans l'alimentation des enfants, des nourrices, des débilités et des affaiblis en général. *Mémoire présenté à l'Académie de Médecine*

L'administration des Postes et Télégraphes au point de vue de l'hygiène, *in Journal d'Hygiène*, 25 juin, 25 juillet, 25 août, 25 septembre, 25 octobre 1901.

La selle de bicyclette au point de vue anatomique et physiologique. *Communication à la Société médicale des Praticiens*, 19 juillet 1901.

Du traitement chez l'homme de l'uréthrite suppurée par les lavages intravésicaux d'eau oxygénée. *Communication à la Société Médicale des Praticiens*, 18 octobre 1901.

La Pierre de verre, *in Journal d'Hygiène*, 25 février et 25 mars 1902.

Dyspepsie et constipation chez la femme, *in Le Correspondant Médical*, 28 février 1902

Influence du corset sur le thorax et la fonction respiratoire. *Communications à la Société médicale des Praticiens et à la Société Française d'Hygiène* (1903).

Les Hôpitaux de Londres, *in La Revue Médicale*, 19 octobre 1904.

Le Placenta chez les animaux. Les huîtres et la fièvre typhoïde. Tuberculose bovine et tuberculose humaine. La culture du coton au Cambodge. Le Coleus Dazo du Haut-Oubanghi, etc., *in Gazette agricole et vétérinaire de France et des Colonies*, 1904.

Des injections de sérum marin isotonique, *in Journal d'Hygiène, Revue médicale, Archives de Biothérapie*, 1905.

Une visite à la colonie des Douaires. *Communication à la Société Française d'Hygiène*, 7 juillet 1905.

L'Habillement du nouveau-né, *Communication à la Société d'Hygiène de l'Enfance et à la Société Française d'Hygiène*, 1905.

Le corset, tome I. Etude historique avec préface de M. P. Ginisty, in-18 orné de 100 figures et 7 planches hors texte. Maloine (Paris 1905).

Les écoles de massage, *in Le Courrier Médical*, juin 1905. *Communication au premier Congrès pour la répression de l'exercice illégal de la médecine.*

Influence du corset sur les muscles chez l'enfant et chez la jeune fille. *Communication à la Société Française d'Hygiène*, avril 1906.

Le sérum marin, in-8° Alcan-Lévy (Paris 1906).

Hypodermie aseptique. Perfectionnements apportés à la technique opératoire, *in Revue médicale*, février 1907.

Le Corset, tome II. Etude médicale; préface de M. le Dr Lion, médecin de l'Hôpital de la Pitié, in-8° orné de 143 figures et 4 planches hors texte, Maloine (Paris 1908).

L'internat scolaire, ses avantages, ses inconvénients, *Mémoire présenté au Concours (1908) de la Société d'Hygiène de l'Enfance et ayant obtenu la 1re médaille d'argent.*

PRÉFACE

Je ne sais plus quel philosophe paradoxal définissait l'homme : « un animal parasite du bœuf ». En effet, l'exploitation ne saurait être plus flagrante ni plus foncière : le bovidé (ce symbole de force et de fécondité, auquel la vieille Égypte élevait des autels), le bovidé n'offre pas seulement à l'*homo sapiens* toute sa vie laborieuse, mais encore lui lègue sa propre substance comme nutriment plastique, réparateur et dynamogénique par excellence. Les anémiques, les lymphatiques, les dénourris, les neurasthéniques, les débiles de tous ordres, les diabétiques, les convalescents, les cachectiques et même certaines variétés de dyspeptiques trouvent, dans les vivants principes de la chair musculaire, guérison ou réconfort.

Et il ne s'agit pas seulement du bœuf, mais de tous les stromas carnés, capables, à des degrés divers, de réminéraliser les cellules, de reconstituer le terrain, de relever les *processus* de résistance et de défense; de créer une sorte de bradytrophisme artificiel, essentiellement antagoniste des maladies de misère...

Mais il y a plus : la science contemporaine a pleinement démontré que le suc de viande crue, le *sérum musculaire*, par ses diastases ou zymases spécifiques (véritable antitoxine) peut constituer la base d'une médication héroïque bien définie, la *zomothérapie*, arme de précision contre un mal qui trouve le médecin si lamentablement désarmé, la tuberculose pulmonaire.

C'est à l'étude schématique de cette médication par la viande crue, que le D^r O'Followell a consacré cet opuscule, aussi précis que pratique, aussi bien écrit que bien pensé, *aureum in summâ brevitate libellum*... Il nous y initie à toutes les précautions techniques nécessaires pour nous concilier l'efficacité zomothérapique, qu'il s'agisse de viande de bœuf ou de viande de cheval. Il nous fournit, enfin, un excellent choix de recettes culinaires destinées à rendre la viande crue abordable et *agréable* même aux malades. « Cuisine, c'est médecine », disait justement Michelet : minuties, peut-être ; mais minuties fort importantes pour le praticien aux prises avec l'anorexie, dans les maladies chroniques. Ce n'est guère, en effet, qu'en variant les préparations qu'il nous sera possible de suralimenter sans dégoût ni intoxication.

Dr E. MONIN,
Auteur de l'*Hygiène de l'Estomac*.

ZOMOTHÉRAPIE & VIANDE CRUE

Qu'est-ce que la méthode opothérapique?

On désigne sous le nom d'opothérapie la méthode thérapeutique qui repose sur l'emploi des sucs ou extraits des tissus organiques et de ces tissus eux-mêmes à l'état naturel ou préparés soit par injection sous-cutanée, soit par ingestion stomacale, soit par toute autre voie.

Principe de la méthode opothérapique

Le principe de la méthode opothérapique consiste à donner directement à notre économie la substance organique même dont le manque a occasionné la maladie, ou à apporter indirectement à l'organisme une substance organique dont la présence stimulera la production des secrétions nécessaires au bon fonctionnement de l'organisme.

Définition de la Zomothérapie

La Zomothérapie (Zomos, jus de viande) est la méthode opothérapique spéciale qui consiste dans l'ingestion alimentaire du suc musculaire, du plasma de la viande.

Origines de la Zomothérapie

Fuster (de Montpellier) avait, en 1865, préconisé l'alimentation avec la viande crue dans le traitement de la phtisie et de l'infection purulente, toutefois il ajoutait la viande crue à l'alcool et n'en dissociait pas l'action.

L'*infusum carnis frigide paratum* préconisé par Bauer, en 1889, n'était qu'une préparation de viande avec acide chlorhydrique chauffée à 45° et quant aux produits français ou étrangers fort nombreux connus sous des appellations de viande liquide, thé de bœuf, etc., ce ne sont que des extraits de viande cuite, analogues aux extraits de viande culinaires, n'ayant aucun rapport avec le suc de viande ou le plasma musculaire.

Le traitement de certains états morbides par le jus de viande crue a été introduit en thérapeutique d'une façon courante à la suite des expériences du Professeur Richer et du Dr J. Héricourt, en 1900, et cette méthode thérapeutique a conquis rapidement sa place parmi les médications classiques de la tuberculose et de quelques autres maladies.

Voici rapidement résumée, d'après les travaux des auteurs que je viens de citer, le principe de leur méthode :

Quelle est dans la chair la partie active ?

Quelle est dans la chair musculaire la partie active ?

Dans le muscle il y a une partie solide : la fibrine musculaire et aussi une partie liquide qui peut être extraite par la pression : le suc musculaire, suc qui est bien entendu distinct du sang qui circule dans les interstices des fibres.

Or, quel est de la fibrine ou du suc l'élément thérapeutique actif?

Pour résoudre le problème voici l'expérience type qui fut instituée : « de la chair musculaire hachée fut mise à macérer dans la moitié de son poids d'eau, pendant deux heures. On soumit à une forte pression cette chair imbibée d'eau qui, par exosmose, s'était déjà chargée d'une notable quantité de substances dialysables contenues dans la fibre. Il résulta de cette opération, d'un côté une partie solide, formée de fibres musculaires privées de la plus grande partie de leur suc, et d'autre part un liquide formé de suc musculaire dilué.

« Or, des animaux tuberculisés et alimentés avec la fibre privée de ses sucs, et recevant quotidiennement de 800 à 1.000 grammes de cette chair pressée et, en outre, préalablement soumise à un lavage continu pendant douze heures, moururent à peu près aussi vite que les animaux témoins, soumis à l'alimentation ordinaire ; et si l'on constatait un léger retard dans la maladie, il fallait évidemment l'attribuer à ce fait, que la chair musculaire ne peut jamais être absolument privée de son suc.

« Au contraire, les animaux tuberculisés auxquels on donna à boire ce suc — suc dont on avait privé la viande donnée aux autres animaux, — non seulement ne tombèrent pas malades, mais encore présentèrent un état de santé exceptionnellement florissant, prenant après quelques semaines un poids bien supérieur à celui qu'ils présentaient à l'état normal avant l'infection tuberculeuse.

« Ainsi était bien démontré ce fait, d'une importance capitale : que le sérum musculaire possède une efficacité égale à celle de la viande crue totale ; autrement dit que, dans la viande crue, l'élément spécifique, actif, thérapeutique, c'est le jus. »

Dans quels cas doit-on prescrire le sérum musculaire ?

Parmi les états morbides dans lesquels l'administration du sérum musculaire, du jus de viande crue a été prescrite avec succès, il faut admettre des anémies et des neurasthénies simples n'ayant d'autre origine que la dépression du système nerveux.

Sans doute, écrit le Dr Héricourt, la tuberculose latente, la tuberculose atténuée, la tuberculose dans ses premières étapes et dans ces états vagues englobés sous le vocable de la prétuberculose réclament une grande proportion des anémies, des neurasthénies et des dyspepsies ; et, dans tous ces cas, la Zomothérapie est la médication de choix, dont le succès rapide semble bien prouver la nature du mal ! *Naturam morborum curationes ostendunt.*

Mais les mêmes états, très vraisemblablement

simples, non suspects, n'en tirent pas moins de bons effets.

Les diabétiques, les cancéreux, les typhiques tireront aussi de grands avantages de l'emploi judicieux du suc de viande.

Toutefois, c'est d'une façon générale la tuberculose qui fournit l'indication la plus fréquente de l'emploi de la méthode zomothérapique.

D'une façon générale, l'action de cette méthode sera d'autant plus heureuse et d'autant plus marquée qu'il s'agira d'une tuberculose plus jeune.

Encore ne faut-il pas tomber dans l'excès et faire de la zomothérapie une panacée et supprimer les adjuvants thérapeutiques : repos, aération, révulsion, emploi des sels de quinine, de la cryogénine, des balsamiques, etc.

Dans sa thèse intitulée : « *La Zomothérapie dans la tuberculose pulmonaire chez les enfants : procédé Richet-Héricourt* », le Dr Raisonnier conseille d'appliquer cette méthode thérapeutique aux sujets prédisposés à la tuberculose, cette prédisposition n'étant bien souvent qu'un état latent du mal.

D'autres auteurs ont également préconisé l'emploi du jus de viande, je ne retiendrai que les noms des Drs Philip et Galbraith, médecins de l'Hôpital des tuberculeux, à Edimbourg, qui ont administré à leurs malades soit la viande crue, soit le jus de viande.

Le Dr Philip qualifie de bien frappants et tout à fait remarquables, les modifications observées dans l'état des patients : augmentation de poids et de vigueur musculaire, amélioration dans la circulation, et notamment augmentation de la pression sanguine, atténuation des troubles gastro-intestinaux et guérison progressive des lésions pulmonaires et autres. Dans quelques cas de tuberculose pulmonaire avec adénite, l'amélioration fut aussi visible que rapide ».

Au dispensaire sanatorium Jouye-Rouve-Taniès où les malades reçoivent quotidiennement, non du jus de viande, dont la préparation est trop coûteuse, mais de la viande crue, le Dr Héricourt obtient une proportion de guérisons de quarante pour cent. Bien entendu, il s'agit, pour le plus grand nombre, de tuberculeux pulmonaires au premier degré, et la guérison doit être prise au sens économique, comme un retour à l'état apparent de santé parfaite, et à la capacité de travail.

Pour tirer de la méthode zomothérapique le meilleur résultat, comment procéder ?

Comment préparer le jus de viande crue, le suc musculaire ?

Comment doit-on préparer le jus de viande crue ?
Quelle viande doit-on employer ?

Tenons pour admis, car nous y reviendrons plus loin, que la viande à choisir soit la viande de bœuf et que c'est avec cette viande prise dans la tranche, partie très riche en suc, que l'on préparera le jus à administrer aux malades.

Néanmoins, il est des qualités particulières que doit avoir la viande crue, qu'il s'agisse des muscles du bœuf, du mouton ou du cheval.

Qualités que doit avoir la viande employée

Le suc musculaire doit être préparé avec une viande de toute première fraîcheur. « Pour avoir une viande exempte de ces éléments toxiques, éléments dont le développement commence dès que la vie a cessé, et qui se produisent aux dépens et par les destructions des parties qui sont les plus actives et aussi les plus fragiles du sérum musculaire, — causant, par eux-mêmes, des troubles digestifs plus ou moins graves, — il serait donc indispensable de n'employer que de la viande encore vivante, que des muscles encore palpitants, et chez lesquels la rigidité n'a pas encore apparu.

« La pratique idéale serait alors d'extraire le sérum des muscles, en pressant la viande moins de deux heures en été, et en hiver moins de trois heures après l'abattage. »

A la question de la fraîcheur de la viande se rattache étroitement celle de l'état de l'animal dont elle provient au point de vue de la fatigue.

La chair d'animaux surmenés ne peut avoir les

qualités requises pour fournir un sérum de bonno qualité.

Procédé d'extraction de jus de viande.
Proportion de jus obtenu par la presse à viande.

Nous voici donc avec de la viande de bœuf reposé. aussi fraîche que possible. Comment procéder pour extraire son sérum et, bien entendu, en plus grande quantité possible ? A cette question, le Dr Héricourt répond comme il suit :

La chair ayant été coupée en morceaux menus, ou plutôt ayant passé au hachoir mécanique, est enveloppée dans une toile résistante ou une étamine, et soumise à la pression.

Il va de soi que la quantité de sérum exprimée est proportionnelle à la puissance de la presse employée.

Ainsi, avec une forte presse développant 20 kilogrammes par centimètre carré, on extrait facilement, en sérum, 40 % du poids de la viande pressée, et il est possible même d'atteindre 50 %. Avec les plus fortes presses, il serait difficile d'atteindre 60 %.

Mais le plus souvent, avec les meilleures presses de ménage, on ne dépasse pas la proportion de 30 à 35 %, et même beaucoup de petites presses qu'on rencontre fréquemment chez les malades ne donnent guère que 20 %.

Dans les conditions de la pratique courante, il faut donc se résigner à perdre les deux tiers du suc musculaire de la viande employée.

Il n'est peut être pas inutile de rappeler que les presses doivent avoir été lavées à l'eau bouillante avant d'être mises en service, ainsi que les linges servant à envelopper la viande.

En été, l'altération du suc musculaire se faisant très rapidement, il est indispensable de le recueillir dans un récipient entouré de glace; car, dans le temps employé pour la pression, on peut voir le liquide exprimé passer du rouge au brun, ce qui est l'indice d'un commencement d'altération.

Il est donc de toute évidence que, même en hiver, le jus de viande ne doit pas être conservé, mais bien ingéré immédiatement après sa prépararation.

L'opération de la pression doit elle-même être conduite suivant certaine règle, pour rendre tout ce dont elle est capable. Ainsi, il ne faut pas, par une pression excessive et rapide, chercher à obtenir le suc en très peu de temps; mais il faut donner de temps en temps, toutes les deux ou trois minutes, un demi ou un quart de tour de levier et attendre que l'écoulement du suc se fasse de lui-même.

On voit de quelles précautions doit être entourée la fabrication du suc musculaire, et de quelles conditions, d'une réalisation souvent difficile, sinon impossible, dépendent la bonne qualité et l'efficacité des produits obtenus.

Aussi le médecin ne doit-il pas croire qu'il a

assuré le traitement de son malade quand il lui a prescrit de faire du jus de viande, et doit-il lui donner encore tous les détails essentiels relatifs à cette opération. Autrement, il y a beaucoup de chance pour qu'il fasse prendre au malade un liquide plus ou moins inactif, et très vraisemblablement altéré et toxique, capable de faire plus de mal que de bien; et les insuccès de la zomothérapie ne pourraient être valables, en toute logique, que si l'on connaissait, par le menu, les conditions dans lesquelles le suc musculaire a été préparé et administré.

Difficultés du traitement par le jus de viande.
Emploi de la viande crue.

Il n'en reste pas moins que la technique de la zomothérapie est compliquée et précaire; et tel est sans nul doute la raison pour laquelle nombre de médecins se contentent de prescrire la viande crue qui, aliment et médicament tout à la fois, semble remplir les deux indications essentielles du traitement.

Cette observation que fait avec une parfaite bonne foi l'un des promoteurs de la méthode zomothérapique n'est pas la seule qu'il y ait lieu de faire au sujet de ce mode de traitement.

Non seulement, en effet, il n'est pas possible à tous les malades de disposer du temps indispensable ou du personnel nécessaire pour la manœuvre de la presse à viande, mais encore un grand nombre de malades n'ont pas le moyen d'acheter de la viande de bœuf en quantité suffisante pour obtenir ce qu'il faut de jus pour un traitement quotidien. « Il n'y a pas de traitement zomothérapique proprement dit sans l'administration du suc musculaire dans les limites de 300 grammes de viande au moins, dans les cas bénins, à 500 grammes et plus dans les cas graves. » Or, d'une façon moyenne, la tranche de bœuf coûte 1 fr. 50 environ les 500 grammes. La viande de bœuf a, d'autre part, l'inconvénient de pouvoir donner le tænia. Cet inconvénient n'existe en tout cas que pour les malades qui mangent la viande crue elle-même.

Pourquoi le médecin conseille l'emploi de la viande de cheval

C'est pour ces raisons de temps et d'argent que la méthode zomothérapique, excellente quand elle emploie du jus de viande fraîche de bœuf reposé, ne peut être employée par tous, et c'est pourquoi nombre de médecins conseillent à leurs clients l'emploi de la viande de cheval crue.

Cette méthode, inférieure peut-être à la première, ne laisse pas d'avoir donné souvent de très bons résultats, elle a dans certains cas l'avantage de réaliser une suralimentation nécessaire pour le malade, suralimentation des plus efficaces quand l'organisme du malade peut la tolérer.

La viande de cheval fraîche et de bonne qualité n'est pas toxique.

D'après des expériences faites en Allemagne, la viande de cheval serait plus toxique que celle du du bœuf, mais dans une étude sur l'*Hygiène de la viande et du lait*, M. Pagès, vétérinaire-délégué du service sanitaire de la Seine, a remis les choses au point; voici ses conclusions :

1° Crue, la viande de cheval est la plus sapide des viandes : le loup, l'ours et le chien domestique en sont extrêmement friands et, si l'on s'en rapporte à la quantité de squelettes trouvés dans les cavernes de Solutré, l'homme de cette époque la préférait à celle des autres animaux entretenus alors à l'état domestique. Cuite, elle présente un goût douceâtre (probablement dû au glycogène), qui ne plaît pas à tout le monde; la plupart des palais fins, déjà habitués au bœuf de très bonne qualité, ne peuvent s'en accommoder : le rôtissage sur feu ardent et même au four notamment n'y développe pas ces substances aromatiques qui rendent la viande de bœuf et de mouton si appétissantes.

2° La viande de cheval est moins nutritive que celle de bœuf. Si elle a autant et plus d'azote, elle est plus maigre en général et, lorsqu'elle contient

autant de graisse, ce n'est jamais sous le même état :
la graisse de cheval est toujours fusible à températerer
ture beaucoup plus basse que celle de bœuf, et c'est
en grande partie pour cette raison que la viande de
cheval se digère vite, ne tient pas au corps, comme
on dit vulgairement, et qu'elle donne finalement des
excréments mous : ce fait est bien connu de tous les
éleveurs de chiens.

On pourrait dire sous une autre forme que la
viande de cheval est un aliment moins complet que
celle des ruminants domestiques, et qu'on doit autant
que possible lui associer une graisse étrangère : le
beurre et le lard de préférence.

Au point de vue thérapeutique, la quantité moin-
dre et surtout l'état huileux de la matière grasse sont
avantageux : la viande de cheval se digère mieux
que celle du bœuf, et certains malades ont été absolument remis par son usage.

Il ne faut pas croire, d'ailleurs, que la viande de
cheval gras soit la meilleure : elle ne vaut pas, tant
s'en faut, la viande brune des demi-sang fortement
avoinés, bien en chair, mais n'ayant guère, comme
réserve adipeuse, que la panne : avec celle-là on n'a
jamais de reproches, disent les bouchers hippophagiques.

3° Quand à la toxicité, dont je me suis d'abord
exagéré l'importance, il faut distinguer deux cas : la
viande fraîche et la viande rassise.

La viande fraîche de cheval ne paraît pas plus nocive que celle de bœuf ou de mouton ; cependant on s'en dégoûte plus vite et il est bien peu de gens qui peuvent en faire usage plusieurs années de suite d'une façon continue; rassise, au contraire, elle est manifestement plus nuisible, car elle tombe plus vite en déliquium sans putréfaction apparente. Les bouchers hippophagiques sont unanimes à le reconnaître, et ils attribuent les accidents qui se produisaient jadis à ce que l'on gardait trop longtemps la viande en boutique, et aussi à ce que l'on ne nettoyait pas assez fréquemment les hachoirs mécaniques.

Dans une expédition récente au pôle Sud, un capitaine anglais et son équipage furent arrêtés par une diarrhée intense et persistante occasionnée, suivant toutes les probabilités, par l'usage prolongé et presque exclusif de la viande des poneys poméraniens ayant servi jusque-là de moteurs ; mais il a déjà été exposé plus haut que l'usage de la viande s'entend de viandes de bêtes non surmenées.

Expériences faites par MM. Bernheim & Rousseau avec la viande de cheval crue.

Reprenant les études de zomothérapie poursuivies par M. le Professeur Richer et le Dr Héricourt, MM. Bernheim et Rousseau commencent par déclarer que la viande crue, de quelque provenance que ce soit, ne contient aucune antitoxine spécifique. La viande crue est l'aliment le plus riche en azote et celui qui s'assimile le mieux et le plus vite. C'est à ce titre qu'il faut l'administrer en quantité raisonnable.

MM. Bernheim et Rousseau ont nourri 10 chiens, rendus tuberculeux préalablement ou après quelque temps, comparativement avec de la viande crue de bœuf, avec de la viande crue de cheval, avec une nourriture ordinaire. Des 4 chiens nourris exclusivement avec de la viande de cheval. 2 ont survécu de 3 à 6 mois à ceux nourris avec du bœuf cru. Les deux autres animaux ont vécu l'un aussi longtemps et le 4e six semaines de moins que les animaux alimentés avec de la viande bovine.

Les deux autres chiens alimentés avec une nourriture ordinaire ont succombé l'un 3, l'autre 6 mois plus vite que leurs compagnons d'expérience.

MM. Bernheim et Rousseau ont nourri également 150 tuberculeux arrivés à toutes les périodes de la maladie, depuis la prétuberculose jusqu'à la phtisie cachectique. Beaucoup de ces malades ont absorbé de 3 à 500 grammes de viande crue de cheval par jour et ils sont également hippophages à leurs repas presque exclusivement.

Voici les avantages de cette cure signalée par les auteurs :

1° Les malades non prévenus n'ont aucune répugnance pour cette viande qui est d'une digestibilité très facile et d'un goût agréable.

2° La viande de cheval, beaucoup plus riche en azote que le bœuf et le mouton, améliore plus vite l'état général du tuberculeux, qui, en l'absorbant, n'est pas exposé au tænia et à d'autres parasites de toutes sortes que transmet la race bovine.

3° Les travailleurs et surtout l'ouvrier atteint de tuberculose peut se procurer plus facilement la viande de cheval qui est moins chère que le bœuf ou le mouton.

4° Quoique le cheval soit exceptionnellement tuber-culeux, MM. Bernheim et Rousseau conseillent néan-moins à la surveillance sanitaire de n'admettre à la consommation que les chevaux en excellent état de santé. Les boucheries hippophagiques doivent être soumises à l'inspection comme les autres établisse-ments de consommation.

5° A cause des grandes quantités de richesse en azote, MM. Bernheim et Rousseau émettent le vœu de faire l'élevage du cheval de boucherie comme on fait l'élevage de la race bovine préparée à cette des-tination.

Ce n'est pas le lieu ici de discuter laquelle des vian-des crues de bœuf ou de cheval est la meilleure, un des meilleurs arguments n'est-il pas de constater quel développement rapide a pris de jour en jour l'usage de la viande de cheval.

La Revue moderne de Médecine et de Chirurgie a

donné sur cette question des chiffres très intéressants.

La consommation de la viande de cheval à Paris va en augmentant.

Beaucoup de consommateurs commencent à se pénétrer de cette vérité, que la côtelette de cheval, — ô souvenir du siège ! — est, presque, aussi savoureuse que la côtelette de mouton. Et elle est sensiblement moins chère.

Il existe à Paris deux abattoirs hippophagiques, celui de la rue Brancion et celui de Pantin.

La statistique officielle nous prouve que, chaque année, les « mangeurs de chevaux » augmentent. Ainsi, en :

1901, il est sorti de l'abattoir	1.659.615 kilos
1902 — —	1.783.825 —
1903 — —	1.844.975 —
1904 — —	2.068.920 —
1905 — —	2.414.225 —
1906 — —	2.480.633 —

Les deux abattoirs réunis ont livrés 15 millions de kilos en 1906.

La répugnance qui, au début, accueillait la prescription médicale : mangez de la viande de cheval crue, commence donc à disparaître et les bienfaits que retirent certains malades de la consommation des viandes crues continueront à entraîner les délicats et les hésitants.

Toutefois, le médecin qui ordonne de la viande crue aux convalescents, aux dyspeptiques, aux tuberculeux ne doit pas se contenter d'une prescription brève, il est bon que le malade connaisse comment préparer de la façon la plus agréable, en même temps qu'efficace, l'aliment-médicament qui lui est ordonné.

Préparation de la viande crue râpée.

Lorsqu'on veut simplement râper la viande, dit le Dr Regnault, il est utile d'avoir une petite plaque de marbre encastrée dans une planche de hêtre épaisse, à plan légèrement incliné. Cette forme particulière rendra l'opération du râclage très facile. Pour piler la viande, on aura un petit mortier en marbre blanc et son pilon en bois dur. Pour passer la viande au tamis, le tamis ordinaire en toile métallique, monté sur cercle de bois, suffit. Néanmoins, pour les traitements de longue durée, nous conseillons un tamis spécial selon le dispositif suivant : une toile métallique à mailles serrées, montée sur un cercle en fer étamé muni d'une clé pour pouvoir tendre la toile. Le cercle peut ainsi servir indéfiniment.

La viande hachée se donnant par doses réglées, il convient d'avoir une série de petites cassolettes en porcelaine de contenances graduées, de manière à pouvoir mesurer rapidement les quantités prescrites.

Toute viande destinée à être mangée crue doit être minutieusement parée et dégraissée avant d'être râpée et passée au tamis. Pour obtenir 100 grammes de viande passée au tamis, il faut compter 150 grammes de viande désossée. Ces quantités varient suivant la partie employée. Elles se st exactes lorsqu'on procède avec du filet, du contre-filet ou de la tranche maigre. Il convient de remarquer que l'on ne peut établir ces proportions d'une façon rigoureuse qu'après quelques expériences, le résultat dépendant de l'habileté et aussi de la force musculaire de l'opérateur.

Il est obligatoire de ne préparer la viande crue râpée et passée au tamis que fort peu de temps avant de la donner au malade. En été surtout, cette recommandation est importante.

Ces indications bien que détaillées seraient insuffisantes si le médecin ne donnait pas aux malades quelques formules grâce auxquelles il peut varier le mode d'emploi de la viande crue et éviter de se fatiguer trop rapidement de ce mode de traitement.

Il est nécessaire d'indiquer aux malades différentes manières de consommer la viande crue râpée.

C'est pourquoi je crois nécessaire d'indiquer ici quelques recettes que j'ai retenues parmi toutes celles que j'ai créées puis essayées personnellement, parce qu'elles m'ont paru à la fois d'exécution facile et de consommation agréable. (Les recettes n°s 2, 4, 5, 22 et 23 sont données d'après un article du D' Regnault et de M. Montagné).

Avant de donner ces formules, j'indique d'une façon générale qu'il sera toujours avantageux, surtout quand le malade est un peu difficile, que ce ne soit pas lui-même qui prépare son remède-aliment, mais une personne de son entourage et que, d'autre part, il sera bon de varier souvent le mode d'emploi afin de ne pas provoquer la fatigue de l'estomac ou la répugnance du malade. Ceci dit, on pourra donner la viande crue d'après l'une des recettes facilement améliorables par une personne compétente. Il reste convenu qu'il s'agit de viande grattée.

1° *Viande crue au naturel.* — Manger la viande crue légèrement salée.

2° *Viande crue avec bouillon ou potages.* — Dans du bouillon d'*os* tiède et sans graisse, ou dans un potage, ajouter, au moment de la consommation, de la pulpe de viande.

La pulpe de viande crue s'ajoute aux divers potages au dernier moment. Le bouillon et les potages doivent être tièdes de façon à ne pas coaguler l'albumine de la viande.

3° *Boulettes et pastilles de viande crue.* — Après avoir haché ou râpé la viande, la diviser en petites boules de 8 à 10 grammes que l'on roulera dans du maigre de jambon cuit, finement haché. Pour les pastilles, aplatir légèrement les boulettes.

4° *Sandwich à la viande crue.* — Tartiner d'une couche de viande crue passée au tamis fin des tranches minces de pain de mie (pain anglais). Réunir ces tranches deux à deux, les souder en appuyant et servir aussitôt. Ces sandwichs qui peuvent être servis avec du thé, sont de composition variable. On peut leur ajouter les ingrédients suivants ayant pour objet d'atténuer la fadeur de la viande crue : jaunes d'œufs durs hachés, maigre de jambon cuit haché, feuilles de cresson, gelée de groseille, marmelade d'orange, etc. Un sandwich de 10 centimètres carré peut recevoir 30 grammes de viande.

5° *Canapés variés.* — Les canapés de dimensions moindres que les sandwich, ne sont pas doubles. Les tranches de pain de mie sont taillées de forme rectangulaire et tartinées de viande après avoir été colorées sur le gril. On peut les saupoudrer de jaune d'œuf dur haché ou de maigre de jambon cuit haché finement.

6° *Viande crue au beurre de sardine.* — Mélanger intimement des sardines à l'huile *avec* leur arête à du beurre frais, puis bien mélanger le tout avec la viande crue, étendre ensuite sur du pain pour préparer soit des tartines, soit des sandwichs.

7° *Viande crue et purées.* — Mélanger, un peu avant de servir, la viande crue à de la purée de pommes de terre peu chaude. On peut remplacer les pommes de terre par des lentilles, par des pois cassés ou par des haricots rouges.

8° *Viande crue aux œufs brouillés.* — Préparer les œufs brouillés comme d'ordinaire et y incorporer la viande crue au moment de retirer du feu.

9° *Omelette à la viande crue.* — Faire une omelette au naturel, l'intérieur de cette omelette doit être aussi cuit que la partie qui touche à la poêle. Avant de la replier on y incorpore une couche de viande.

10° *Œufs à la Berrichonne.* — Faire durcir des œufs, les couper en deux transversalement selon leur petit axe, mélanger à part la moitié des jaunes d'œufs avec le plus possible de viande crue. Se servir de cette farce pour garnir les blancs durcis. Mettre dans un plat un morceau de beurre, quand il est chaud, y placer les œufs garnis (reposant sur la partie large sectionnée) et arroser ces œufs avec l'autre partie des jaunes durcis mélangée avec de la crème fraîche et servir aussitôt.

11° *Mayonnaise de viande crue.* — Faire une mayonnaise à laquelle on mélange intimement la pulpe de viande. Servir après avoir garni de persil, de cresson, etc., haché.

12° *Viande crue mimosa.* — Faire une mayonnaise, étendre une couche de sauce sur l'assiette puis sur la sauce un lit de viande crue, sur la viande une seconde couche de sauce et couvrir celle-ci avec du jaune d'œuf passé au tamis.

13° *Viande crue à la Printanière.* — Piler ensemble les légumes cuits suivants : pommes de terre, carottes, petits pois, passer au tamis, faire chauffer à nouveau et mélanger au moment de servir avec la viande crue. La proportion des légumes varie selon le goût du malade.

14° *Beefsteak américain.* — Dans un plat à œuf, faire fondre du beurre. Quand celui-ci est très chaud, y placer la pulpe de viande agglomérée sous forme de beefsteak, retourner celui-ci aussitôt qu'il a touché le beurre chaud, retirer le plat du feu et servir après avoir recouvert la viande avec un œuf poché.

15° *Viande crue à la sauce tomate.* — Dans de la sauce tomate peu chaude incorporer de la viande crue au moment de servir.

16° *Viande crue au vin blanc.* — Faire fondre dans un plat à œufs un morceau de beurre de la grosseur d'une noix, ajouter une cuillerée à soupe de farine, la bien mélanger au beurre fondu non roussi, puis mouiller avec moitié vin blanc et moitié eau, saler et poivrer.

Mêler la viande au moment de servir.

17° *Viande crue au roux.* — Dans un plat à œufs préparer un roux auquel on incorpore la viande crue au moment de servir.

18° *Viande crue au jus de veau.* — Mélanger la viande crue à du jus de veau bien dégraissé et fraîchement préparé chez soi.

19° *Beefsteak à la crème.* — Mélanger un jaune d'œuf durci avec une forte cuillerée à bouche de crème fraîche. Faire fondre une noix de beurre dans un plat. Puis y incorporer la moitié du mélange de crème et d'œuf. Placer le beefsteak de pulpe de viande, le recouvrir de l'autre moitié du mélange. Laisser chauffer quelques courts instants, garnir de jaunes d'œufs et de fines herbes hachées.

20° *Délicieuses à la viande crue.* — Battre un blanc d'œuf en neige bien ferme. Faire avec la viande crue des boulettes qu'on entourera de blanc d'œuf. Jeter un instant dans la friture très chaude et servir. On peut à volonté ajouter au blanc d'œuf du fromage râpé.

21° *Boulettes au sucre.* — Etendre dans une assiette une couche de sucre en poudre, aromatisé de quelques gouttes de rhum, de fine-champagne ou de kirsch et y rouler de petites boulettes de viande crue.

22° *Entremets et desserts à la viande crue. - Tarte-lelettes.* — Une tartelette en pâte sucrée ou sans sucre, ayant de 6 à 8 centimètres de diamètre et pesant de 15 à 20 grammes, peut recevoir de 30 à 50 grammes de viande crue hachée. Recouvrir d'une couche très serrée de gelée de groseille. Ainsi présentée, la viande crue est très agréable à manger. Une personne d'appétit moyen peut, à son dessert, manger deux tartelettes semblables. Ces tartelettes peuvent être variées en les recouvrant de gelées ou de marmelades diverses.

23° *Eclairs.* — Avec de la pâte à choux, préparer des éclairs de petite dimension. Les faire cuire et sitôt refroidis, les fendre sur un côté et les remplir d'une forte cuillerée de pulpe de viande additionnée de gelée de groseille ou autre. Ces éclairs peuvent contenir de 30 à 50 grammes de viande crue.

24° *Omelette à la viande crue et aux confitures.* — Procéder comme ci-dessus et incorporer à l'omelette une couche de viande et de confitures de groseilles préalablement mêlées avec soin.

25° *Bananes à la viande crue.* — Fendre par le milieu, suivant sa longueur, une belle banane *mûre.* Retirer la pulpe du fruit et la mélanger à parties égales avec de la viande crue et une cuillerée à café de sucre en poudre. Etendre le mélange dans chaque moitié de l'écorce et aromatiser avec kirsch, cognac, etc.

26° *Viande crue à l'Impératrice.* — Préparer du riz au lait additionné de raisins de Corinthe et parfumé et sucré selon le goût. Après cuisson et refroidissement, incorporer la viande crue. Mettre dans un petit moule, placer ce moule dans un grand bol, dans un saladier ou dans tout autre récipient. Entourer le petit moule de glace et de sel pilés et mélangés. Servir quand la préparation est frappée.

27º *Pruneaux à la viande crue.* — Choisir de gros pruneaux ; après cuisson, enlever le noyau et fourrer les fruits avec de la viande crue.

Ces préparations ne sont pas utilisables également par tous les malades dont les goûts, l'état gastrique ou tout autre facteur peuvent faire varier la tolérance.

De même certaines recettes ne peuvent être utilisées indifféremment pour de petites ou de grosses quantités de viande. Il y a des formules culinaires qui, pour peu de viande crue, obligent à employer un volume important d'autres substances alimentaires, ce qui limite l'emploi de ces recettes dans le cas où le malade doit absorber une forte ration de viande crue. La dose de 100 à 150 gr. de viande crue par jour est une moyenne.

En terminant, je rappelle que, quelle que soit la recette employée, il ne faut jamais que la viande crue soit préparée longtemps d'avance ; celle-ci doit être consommée le jour même et cette précaution est surtout importante à prendre en été.

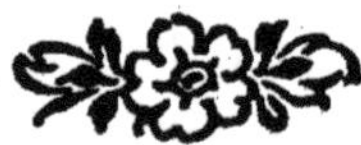

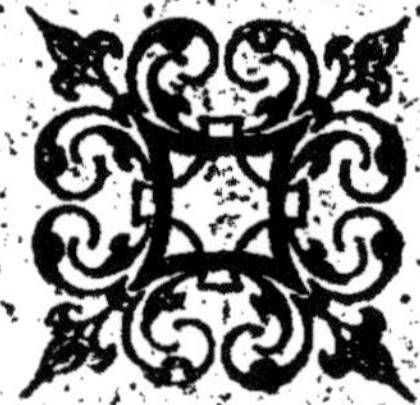

www.ingramcontent.com/pod-product-compliance
Ingram Content Group UK Ltd.
Pitfield, Milton Keynes, MK11 3LW, UK
UKHW021626130726
13696UKWH00005B/2075